29

LA

Médication ❧

❧ Alcaline

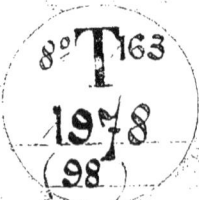

LA
Médication Alcaline

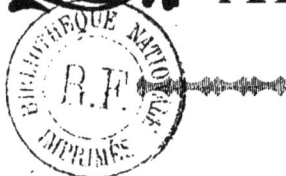

I

LES MALADIES DE CIVILISATION

Jamais les troubles de la nutrition n'ont été aussi répandus qu'en notre époque de faisandage et de fièvre. Sans faire le moins du monde profession de pessimisme, il est permis de dire que nous sommes, à cet égard, singulièrement moins favorisés que nos pères, amoureux cependant des bons morceaux et des franches lippées, et dont l'hygiène était plutôt sujette à caution.

Cela s'explique par la vie anormale que nous imposent les nouvelles conditions économiques et sociales, avec les exigences d'un surmenage auquel personne ne saurait désormais se flatter de pouvoir se soustraire. La multiplication et l'aiguisement des émotions, l'âpreté croissante de la lutte pour l'existence, la complication du travail et des affaires; nécessitant toujours plus d'attention, toujours plus d'assiduité, toujours plus d'effort, toujours plus de souci, l'enchevêtrement des intérêts et des idées, l'élargissement des horizons, cette agitation continue, ce « tracassin » universel, qui sont la caractéristique des générations contemporaines — autant de causes permanentes de secousses nerveuses et d'ébranlements moléculaires dont l'organisme surchauffé doit faire les frais. D'autre part, nous faisons de moins en moins d'exercice, nos loisirs diminuant au fur et à mesure qu'augmente la facilité des communications rapides. Joignez enfin à tout cela l'encombrement des grandes villes, avec leurs promiscuités forcées, leurs trépidations et leur tapage, les défectuosités d'une atmosphère pleine de poussières, de miasmes et de fumées, les longues veilles, les obligations mondaines, l'irrégularité des repas, tantôt trop copieux, tantôt trop hâtifs, les dîners en ville, l'abus inconscient de l'alimentation carnée et des excitants, toutes ces tentations d'une civilisation de plus en plus raffinée, aussi énervantes pour ceux qui résistent que pour ceux qui cèdent...

Rien d'étonnant qu'à ce régime, si différent de l'existence végétative et « pot-au-feu » d'autrefois, la santé générale se perturbe et s'altère. Tous n'en meurent pas, parbleu, mais presque tous sont frappés, peu ou prou. Rares, bien rares, sont les privilégiés assez habiles ou assez heureux pour demeurer indemnes.

Tantôt les dépenses l'emportent sur les recettes, et le patient, donnant plus qu'il ne reçoit, brûle sa vie par les deux bouts : c'est l'épuisement, la misère physiologique, l'anémie, la neurasthénie, la chlorose, l'autophagie. Tantôt, au contraire, les recettes dépassent les dépenses, soit parce que l'alimentation est trop abondante ou trop riche, soit parce que les échanges interstitiels, qui gouvernent l'assimilation, sont devenus insuffiants ou défectueux: auquel cas, l'organisme s'encrasse, à la façon d'un machine dont les rouages se rouillent et dont les conduites s'incrustent, et les déchets des combustions vitales, au lieu de s'oxyder complètement et de s'éliminer sous forme d'*excreta* solubles, s'accumulent peu à peu dans des tissus, qu'ils raidissent et qu'ils irritent, ou dans le sang, qu'ils souillent et corrompent. Telle est la genèse de toutes les infirmités connues sous le nom générique d' « arthritisme », qui, suivant leurs symptômes ou leur siège, vont depuis le banal rhumatisme jusqu'à la gravelle, en passant par la néphrite, la lithiase biliaire, l'herpétisme, l'artério-sclérose et la goutte. D'autre fois, la nutrition elle-même, viciée dans son principe, cesse de s'opérer normalement, soit parce que les sécrétions se sont ralenties, soit parce que les organes détraqués, avec ou sans lésion, refusent leur office, soit parce que l'incorrection de leur fonctionnement détermine un excès de sucre, d'albumine ou de graisse : c'est alors, selon le cas, toute la gamme des dyspepsies, la dilatation d'estomac, la gastro-entérite, l'albuminurie, le diabète, l'obésité, l'hypertension artérielle, une foule d'auto-intoxications, se traduisant par les accidents les plus divers et les plus inattendus, presque et y compris certaines maladies de peau (acné, eczéma, erythème, furonculose, etc.).

❖

L'hyperacidité des humeurs

Sans doute, il n'y a pas de maladies, il n'y a que des malades, et toutes ces affections, rançon d'un civilisation trop intense et trop affairée, varient, avec les circonstances, d'individu à individu. Toutes, cependant, dans leur infinie variété, présentent ce trait commun d'engendrer *l'hyperacidité des humeurs*, dont l'état normal serait, au contraire, d'être *alcalines*. Ce n'est pas absolument une métaphore de dire qu'on «s'aigrit» à peiner, à mal digérer et à souffrir.

De là à chercher à corriger cette aigreur en introduisant dans le torrent circulatoire des substances alcalines en quantité suffisante pour rétablir l'équilibre humoral, il n'y avait qu'un pas.

Pourquoi, en effet, dans ce creuset sensible à fermentation continue, qui est le corps humain, les choses se passeraient-elles autrement que dans le tube à essais des laboratoires ?

Pourquoi l'hygiéniste et le médecin ne feraient-pas *in vivo,* pour prévenir le mal et le guérir, ce que le chimiste réalise couramment *in vitro,* sur la matière inerte, puisque le but à atteindre — la neutralisation de l'acidité — est le même ?

❧

La Médication alcaline

L'instinct populaire, qui, si souvent ouvre les voies à la science expérimentale, ne s'y est pas trompe. C'est ainsi que la médecine alcaline, dont les origines se perdent dans la nuit des temps, s'est spontanément créée. Et son succès

a été d'autant plus aisé que point n'était besoin,
pour en tenter l'explication, d'invoquer le génie
inventif ni d'appeler les apothicaires à la res-
cousse : dans sa souveraine prévoyance, la Nature
avait pourvu, par anticipation, au besoin probable, en mettant la panacée à la disposition des
foules œgrotantes, sous les espèces et apparences
d'eaux minérales douées de toutes les vertus
requises.

II

L'EAU DE VICHY

Il n'est peut être pas très facile de donner une définition suffisamment exacte, complète et claire de ces précieuses eaux minérales qui sont à l'eau ordinaire — *aqua simplex* — ce que les grands crus sont au petit bleu. Cependant, on peut dire qu'une eau minérale est une eau qui, venant des profondeurs du sous-sol, s'est spontanément filtrée sur les terrains où elle a circulé, sauf à s'y charger, en revanche, de tous les éléments solubles contenus dans les couches successivement traversées, et dont la plupart possèdent des qualités médicamenteuses qu'ils lui communiquent, permettant ainsi à l'art de guérir d'en tirer, le cas échéant, un merveilleux parti.

Il s'ensuit que les propriétés d'une eau minérale variant (comme sa teneur), non pas, ainsi que se l'imaginaient nos superstitieux ancêtres, avec la divinité tutélaire, avec la bonne fée préposée spécialement à sa garde, mais avec les éléments chimiques qu'elle véhicule, associés et combinés dans des conditions si particulièrement heureuses qu'aucun artifice ne saurait les reproduire, et aussi, par conséquent, avec la nature des sédiments géologiques au sein desquels cette eau s'est égouttée et saturée.

C'est ainsi, par exemple, que l'eau de Vichy, l'une des plus célèbres et des plus justement populaires, est l'eau alcaline par excellence, la base de sa minéralisation étant le bicarbonate de soude.

❧

Les bienfaits de l'eau de Vichy

Il semble donc que l'eau de Vichy a été créée et mise au monde uniquement pour remédier aux funestes conséquences du surmenage et des maladies de civilisation, en corrigeant l'hyperacidité consécutive et en restituant aux liquides organiques, au sang et à la bile en particulier, les sels alcalins indispensables aux réactions normales de la chimie du for intérieur. Il est même piquant de faire remarquer, à ce propos, que *la composition minérale de l'eau de Vichy est à peu près la même que celle du sang —* environ 5 grammes de sels alcalins par litre...

C'est à se demander si, pour pétrir la maquette où il fallait enfermer l'âme du premier homme, le Créateur n'aurait pas eu la précaution féconde de prendre du limon de Vichy !

Naturellement, rien ne vaut ce philtre magique pour neutraliser les sécrétions acides, les mucosités visqueuses et les gaz effervescents des hyperchlorhydriques et des distendus, pour enrayer les régurgitations et les nausées, pour dissoudre le tartre qui trop souvent englue le tube digestif, trahissant sa présence par l'enduit suspect, amer et jaunâtre, dont la langue se recouvre, pour récurer l'estomac et les reins, les intestins, le foie et la vessie, défluxionner les viscères, précipiter les évacuations libératrices, stimuler la contractilité des fibres musculaires et des vaisseaux, arrêter les fermentations ammoniacales et putrides, épurer le sang, rectifier les humeurs peccantes, stimuler l'appétit émoussé, pour galvaniser, en un mot, en disciplinant les fonctions et en nettoyant l'organisme, l'énergie vitale chancelante ou désorbitée.

Sans compter que l'eau de Vichy a une action calmante incontestable sur les douleurs *sui generis*, crampes d'estomac, migraines, pyrosis, sensations de pesanteur, de constriction et de brûlure qui trop souvent accompagnent les troubles de la nutrition.

Ce que contient l'eau de Vichy

Il faudrait cependant se garder de considérer l'eau de Vichy comme une simple solution alcaline, ou d'imaginer qu'on peut la remplacer par une eau quelconque de composition soi-disant similaire, parce qu'elle serait également à base de bicarbonate de soude.

La vérité est que l'eau de Vichy renferme, en outre du bicarbonate de soude, une foule d'autres substances, telles que le bore, le silice, le phosphore, le strontium, le soufre, le manganèse et le fer, qui toutes ont leur action propre.

Est-ce à l'une quelconque de ces substances que l'eau de Vichy doit ses incomparables vertus, qui confinent au miracle ou à la sorcellerie, ou bien à leur résultante, à leur association juste à la dose requise, ne risquant jamais, comme il arrive avec d'autres eaux trop fortement minéralisées, d'encombrer le tube digestif d'un excès de résidus calcaires, et sous la forme *optima,* de même que le vin doit son bouquet à l'assemblage de son alcool, de son sucre, de ses sels et de ses éthers totalisés ?

Ne serait-ce pas plutôt à un état électrique ou vibratoire particulier, ou encore à la présence probable d'autres éléments, que l'analyse la plus méticuleuse ne réussit pas toujours à déceler, au bitume, par exemple, qui est un goudron minéral avec toutes les propriétés toniques, stimulantes, balsamiques, désinfectantes et microbicides des goudrons, à l'iode, au brôme, au fluor, à la lithine, (qui vaut à la source des *Célestins* d'être le remède spécifique et l'eau de régime par excellence dans la diathèse urique), voire même — qui sait ? — au mystérieux radium, ou à son émanation directe, à l'hélium, ce gaz presque fabuleux, qui n'est autre chose, à dire d'experts, que du soleil dissous ? (1)

Il n'importe, au demeurant, et quel que soit leur mécanisme, les bienfaisants effets de l'eau de Vichy, attestés par la quasi unanimité des médecins et des malades du monde entier, sont de notoriété universelle. Si donc les célèbres sources des *Célestins,* de la *Grande-Grille* et de l'*Hôpital* attirent chaque année des centaines dé milliers de pélerins, cette dévotion a sa raison d'être scientifique, où ni la mode, ni l'empirisme ne sont pour rien.

---

(1) Il a, en effet, été démontré par les travaux des professeurs Bouchard, Thomson, Ramsay, Curie, etc., que les eaux minérales renferment des gaz radio-actifs, dont le principal, l'hélium, qu'on avait cru longtemps n'exister que dans l'atmosphère incandescente du soleil, où l'analyse spectrale avait révélé sa présence, semble être le produit de la désagrégation spontanée du radium.

Chacune des trois sources a, d'ailleurs, sa spécialité.

J'ai expliqué tout à l'heure comment et pourquoi, grâce à sa lithine, l'eau fraîche et pétillante des *Célestins* convient de préférence à la gravelle, à la goutte, aux affections des reins et des voies urinaires, ainsi qu'au diabète et à l'albuminurie.

La *Grande-Grille*, dont le débit est énorme et qui est chaude à l'émergence, se recommande plus particulièrement dans les affections du foie, les engorgements des viscères abdominaux, et surtout dans les coliques hépatiques, triste cortège de la lithiase biliaire. Son action est si puissante, que même son usage externe, sous forme de bains, lorsque certaines lésions du tube gastro-intestinal viennent en réduire ou en contre-indiquer l'emploi comme boisson, peut constituer tout le traitement, avec les résultats les meilleurs.

Il en est de même, au demeurant, de l'*Hôpital*, la providence des dyspeptiques, et qui fait surtout merveille dans tous les troubles généralement quelconques de la digestion stomacale et intestinale.

Comme quoi la cure de Vichy peut se faire à domicile

Sans doute, tout le monde ne peut pas s'offrir le luxe d'une saison à Vichy : *non licet omnibus adire Corinthum !* Ceux qui en auraient besoin n'ont pas toujours le loisir ni le moyen d'aller se soigner sur place. Sans compter qu'il n'y en aurait pas assez — de place — si tous ceux qui sont justiciables de l'eau de Vichy, une armée de plusieurs millions d'hommes et de femmes, sans parler des enfants, s'y donnaient en même temps rendez-vous. Aussi, les sources se déplacent : elles vont chercher le patient, qu'elles rejoignent chez lui, *at home*, où elles s'installent à la cave et sur la table sous les espèces et apparences d'élégantes bouteilles casquées d'argent.

Théoriquement, sans doute, une eau minérale n'a tous ses mérites et toute sa valeur qu'au moment où elle vient de sourdre du sol, au point d'émergence, au griffon. Non pas que, contrairement au vin, elle se gâte en vieillissant, mais parce que sa délicatesse et son irritabilité sont telles que la moindre contamination risque d'altérer ses vertus. Cela signifie simplement, en fin de compte, que les plus minutieuses précautions, n'ayant de comparables que celles auxquelles s'astreint un chirurgien consciencieux avant de tailler dans le vif, sont ici de rigueur. C'est seulement à ce prix que les eaux minérales peuvent se conserver à perte de vue et s'expédier impunément, sous verre, au bout du monde.

A cet égard, on peut dire que c'est la Compagnie fermière de Vichy qui détient le record.

On commence par tremper les bouteilles vides dans l'eau acidulée pendant vingt minutes ; après quoi, elles sont transportées, dûment égouttées, aux machines à laver. Ce sont d'ingénieux appareils, où les bouteilles reçoivent intérieurement des jets héliçoïdaux, très fins, d'une eau de source absolument pure, canalisée tout exprès, sous l'énorme pression de 65 atmosphères. Il en résulte que, grâce à un système combiné de mouvements de rotation et de translation, il ne reste pas un seul point des parois intérieures qui ne finisse par être récuré à fond. Les bouteilles sont mises ensuite dans des caisses, le goulot renversé, et conduites aux différentes sources sur des camions recouverts de bâches, pour être soumises à un dernier rinçage à l'eau stérilisée sous une pression de 2 kilogrammes par centimètre carré.

Il ne reste plus alors qu'à les remplir sur un branchement venant directement du griffon sans l'intermédiaire d'aucun réservoir contaminable, et à les boucher à la mécanique, avec des bouchons ayant séjourné plusieurs heures dans la vapeur surchauffée.

Voilà bien des « histoires », dira-t-on peut-être... D'accord ! Mais c'est grâce à ces « histoires » que les consommateurs ont l'assurance de pouvoir boire à domicile, n'importe quand et n'importe où, leur eau de Vichy pure, intégrale et naturelle, et de faire tranquillement leur cure sans avoir besoin d'entreprendre le voyage.

III

LES SELS DE VICHY

SELS, COMPRIMÉS & PASTILLES

L'eau de Vichy a beau être le type le plus par-
fait du breuvage de régime alcalin, le spécifique
souverain des éclopés de l'estomac et du foie,
des reins et de la vessie, et l'antidote par excellence des auto-intoxications dues à l'hyperacidité des humeurs, elle a beau se faire toute à
tous, et, monnayée en flacons voyageurs, aller
au-devant de ceux de ses dévots qui ne peuvent
venir à elle, elle serait encore loin de rendre tous
les services qu'elle est susceptible et qu'elle a le
devoir de rendre si elle ne pouvait se consommer
qu'à l'état liquide.

Vichy chez soi

Même congrûment embouteillée *secundùm
artem*, avec tous les soins scrupuleux que
comporte sa délicatesse et tous les honneurs dûs
à son rang, elle ne saurait pourtant pas être
mise toujours et partout à la disposition de qui-
conque en a besoin. Tantôt, ce sont des considérations budgétaires qui s'y opposent ; tantôt, ce
sont des considérations d'un autre ordre, encore
plus malaisées à tourner ou à résoudre. En
voyage, par exemple, ou simplement en excur-
sion, à la campagne, à la chasse, aux colonies
à plus forte raison, on ne peut pas toujours se
faire suivre d'un approvisionnement suffisant de
bouteilles d'eau de Vichy. Les causes morbides,
en revanche, et les infirmités qui en nécessite-
raient l'emploi, ne lâchent pas le voyageur. Elles
le suivent partout. Souvent même — dans les
pays chauds, par exemple — elles profitent de
l'occasion pour se payer la rosserie d'une recru-
descence. C'est un cercle vicieux.

Il est, heureusement, un moyen d'en sortir.

La Compagnie fermière a eu, en effet, l'idée
d'extraire les sels de ses précieuses sources,
comme on extrait le sel marin de l'eau de la
mer, de les isoler, d'en faire, comme l'on dit, un
«tirage à part», de façon à présenter sinon l'eau

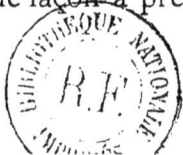

de Vichy, au moins ses éléments constitutifs, sous le minimum de volume, et, pour ainsi dire (excusez la métaphore) *à l'état sec.*

Ceci mérite peut-être explication.

D'où l'eau de Vichy tire-t-elle ses merveilleuses propriétés ? Pas de son eau elle-même, apparemment, qui est une eau comme toutes les eaux filtrées, dont l'unique qualité, s'il ne s'y joignait pas autre chose, serait d'être supérieurement propre et pure. Non ! Les vertus de l'eau de Vichy procèdent sans contredit des éléments minéraux qu'elle véhicule et dont elle s'est chargée au cours de sa promenade à travers les entrailles de la terre. Dès lors, il devait être possible de séparer ces éléments médicamenteux, de façon à pouvoir les utiliser à part, à l'état solide et à leur maximum de concentration et de puissance, comme on sépare le beurre et la caséine du lait, la lécithine du jaune d'œuf, la quinine du quinquina. On obtient ainsi, condensés dans la poudre soluble connue sous le nom de *Sels Vichy-Etat,* les principes essentiels de l'eau de Vichy, depuis le bicarbonate de soude, qui est, on ne saurait trop le répéter, un facteur *nécessaire* mais *insuffisant à lui seul,* jusqu'à la lithine, à l'arsenic, au fer, aux phosphates, au radium, etc. — toute la lyre !

Il y a même davantage et mieux.

On ne conteste plus aujourd'hui que les sels les plus actifs ne donneraient pas aux eaux minérales leurs vertus eupeptiques et purificatrices, que la seule analyse chimique est impuissante à justifier, sans la collaboration de tels ou tels ferments animés. Le fait est qu'on a trouvé dans l'eau de Vichy certains microorganismes doués du pouvoir de fluidifier le lait et de « peptoniser » l'albumine à la façon des sucs digestifs. Il paraît même que les espèces varient avec les sources, les germes de la *Grande-Grille* n'étant pas ceux de l'*Hôpital* ou des *Célestins,* dont précisément, chacun sait ça, les effets diffèrent. Or, ces germes bienfaisants, dont la faculté de réviviscence est telle qu'elle résiste à la dessication, ces germes bienfaisants se retrouvent dans les Sels Vichy-Etat, associés aux sels minéraux qu'ils mettent en œuvre et qui leur doivent leur mystérieux dynamisme.

Les Sels Vichy-Etat, tels qu'ils sont préparés dans les vastes laboratoires créés tout exprès par la Compagnie fermière, sont donc quelque chose comme la quintessence de l'eau minérale, qu'il n'y a plus qu'à jeter, en manière de pepsine vivante, dans un estomac en désarroi (comme on jette un fragment de présure dans une jatte de lait), pour qu'il se remette à digérer de plus belle.

C'est *Vichy chez soi,* ou, pour mieux dire, *Vichy sur soi, Vichy dans sa poche,* cinq grammes de ces sels suffisant pour transformer un litre d'eau potable quelconque, en une eau non pas équivalente, sans doute, à l'eau puisée directement à la source — car, en dépit des plus subtils artifices, la nature conserve toujours un je ne sais quoi d'inimitable — mais en une eau aussi voisine que possible, plus voisine, en tous cas, qu'aucune contrefaçon, de l'eau authentique des *Célestins,* de la *Grande-Grille* ou de *l'Hôpital.*

✢

Les Comprimés Vichy-Etat et la cure sèche

Positivement, les Sels Vichy-Etat sont *de l'eau de Vichy en poudre,* puisqu'ils contiennent, résumés en une poudre cristalline, comparable à du sel ou à du sucre, tout, *absolument tout* ce que contient l'eau de Vichy, moins l'eau elle-même, qu'il est toujours facile d'ajouter.

Ils n'auraient qu'un défaut, celui d'être une poudre, avec tous les inconvénients des matières pulvérulentes, si l'on n'y avait remédié, en les agglutinant mécaniquement, de façon à les métamorphoser en *comprimés.* Ce sont les fameux Comprimés Vichy-Etat qui ont fait triomphalement le tour du monde, et qui renfermant, sous le minimum de volume, à doses déterminées, et sous la forme éminemment maniable, pratique et commode, de rondelles de pâte dure mais soluble, tous les sels, tous les ferments, tous les gaz, tous les principes efficients de l'eau de Vichy, vous transforment instantanément l'eau, le vin, le cidre, la bière, etc., à raison de 3 à 5 comprimés pour un verre, de 12 à 15 pour un litre, en un breuvage effervescent, frais et curatif.

Par-dessus le marché, les Comprimés Vichy-Etat (1) ne coûtent que 2 francs le flacon de 100, (représentant une dizaine de bouteilles) : ce qui, — le détail est à souligner — met le litre d'eau de Vichy à moins de 30 centimes, c'est-à-dire à la portée de toutes les bourses. Voilà donc, grâce aux Comprimés Vichy-Etat, la cure alcaline *sèche* devenue simple comme bonjour et facile à réaliser partout, même en voyage.

Est-ce le dernier mot de la science et de l'art, le sommet de la perfection ? Non, il y a mieux encore.

Il restait, en effet, une difficulté. Pour fabriquer séance tenante, selon la formule, l'indispen-

---

(1) Se méfier des contrefaçons !

sable verre d'eau de Vichy, encore faut-il avoir sous la main de l'eau fraîche, ou, à défaut d'eau fraîche, un liquide potable quelconque, où faire fondre les comprimés. Or, il est, dans la vie mondaine, nombre de circonstances où cela n'est pas possible. C'est le cas, par exemple, à table, lorsque vous tenez à ne pas vous faire remarquer. C'est encore et surtout le cas au théâtre, au bal, en soirée, à l'église, en voiture, en chemin de fer, etc., au milieu du tourbillon des affaires ou des plaisirs. Et pourtant, là comme ailleurs, plus qu'ailleurs peut-être, les petites misères de la digestion, exaspérées par la chaleur, l'air confiné, les parfums épandus, l'étreinte du corset, etc., font rage, et réclament un soulagement immédiat. C'est parce que ce soulagement ne vient pas, ou vient trop tard, que toutes ces petites misères, insignifiantes en soi, lourdeurs d'estomac, renvois, flatulences, congestions, migraines, étouffements, s'accumulent, s'aggravent peu à peu, et, devenant chroniques à la longue, finissent par dégénérer en lésions ou en troubles fonctionnels incoërcibles. Combien de dyspepsies rebelles, de gastralgies atroces et tenaces, n'ont pas d'autre genèse!

Dieu merci! Les Sels de Vichy sont là, fidèles au poste pour atténuer et neutraliser ces fatalités si difficilement évitables. Ils ont pris, à cet effet, une forme nouvelle, qui n'est pas celle des Comprimés. Ou, tout au moins, ce sont des comprimés spéciaux, faits pour être sucés ou croqués, tenant tout à la fois du remède et de la friandise : ce sont — vous l'avez deviné — les *Pastilles Vichy-Etat.*

En pâte dure comme les Comprimés proprements dits, et contenant comme eux tous les gaz, tous les ferments, tous les sels de l'eau minérale originelle, les Pastilles Vichy-Etat en diffèrent par ce fait que point n'est besoin de les dissoudre, puisqu'il suffit de les laisser fondre lentement sur la langue, où la salive se charge de la besogne, et par cette autre particularité qu'elles peuvent être aromatisées, au gout du consommateur, à la menthe, à l'anis, au citron, à la vanille, à la fleur d'oranger. Imaginez, en d'autres termes, un bonbon qui serait un médicament et un médicament qui serait un bonbon, un bonbon exquis, frais à la bouche et parfumé, la joie du palais, et la sécurité tout à la fois de l'estomac, qu'il assainit et tonifie, et des dents, dont, en neutralisant l'acidité, il préserve le si fragile émail.

Rien de commun, on le voit, avec les banales pastilles de bicarbonate de soude, dont la pronance n'est pas garantie.

En vérité, je vous le dis, pour souffrir de l'estomac, pour payer encore tribut à l'arthritisme, fût-ce même dans les conditions hygiéniqués les plus défavorables, il faudrait dorénavant le faire quasiment exprès.

De même que la force motrice est cristallisée dans la houille, de même que la fertilité s'emmagasine, à l'état potentiel, dans les engrais chimiques, de même la force digestive se concrète et se débite aujourd'hui en comprimés ou en pastilles divisibles et transportables, qu'on peut mettre dans son gousset quand on va dîner en ville, ou expédier par caisses au diable, fût-ce même chez les Moïs, à Madagascar, à la Guyane, au Sahara, au Congo, où, malheureusement pour le foie ulcéré de nos pauvres pionniers d'avant-garde, l'eau de Vichy est tout à la fois un objet de luxe et un médicament d'absolue nécessité !

EMILE GAUTIER.

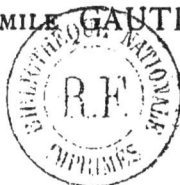

Vichy-Wallon.